DE LA

PHLEGMATIA ALBA DOLENS

DANS

LA FIÈVRE TYPHOÏDE

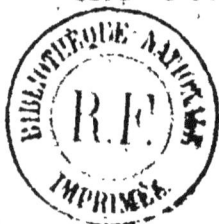

PAR

Joseph **BRU**

DOCTEUR EN MÉDECINE

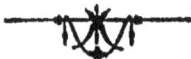

MONTPELLIER

IMPRIMERIE Gustave FIRMIN, MONTANE et SICARDI
Rue Ferdinand-Fabre et Quai du Verdanson

—

1904

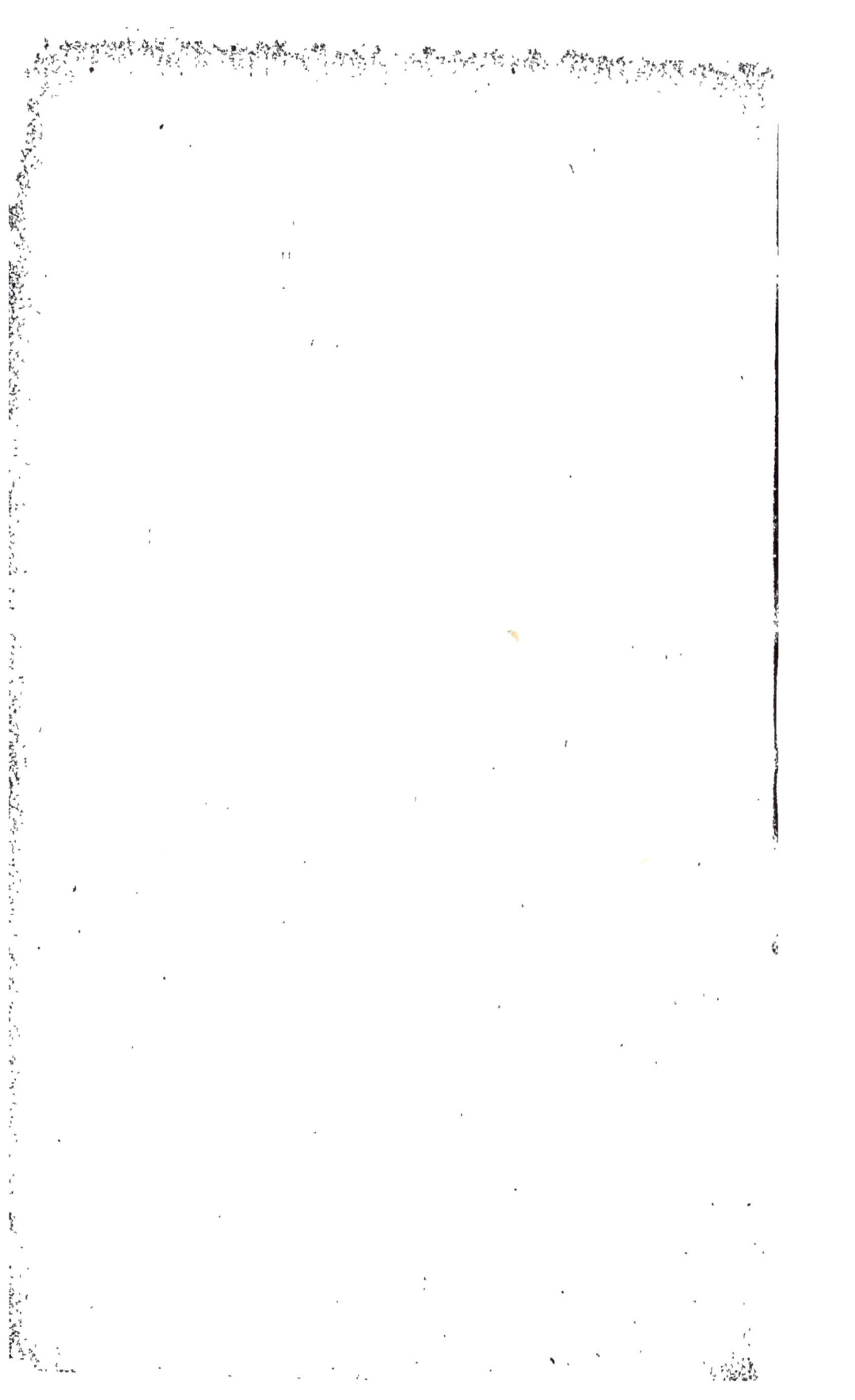

DE LA

PHLEGMATIA ALBA DOLENS

DANS

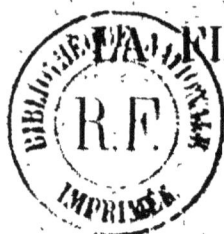

LA FIÈVRE TYPHOÏDE

PAR

Joseph BRU

DOCTEUR EN MÉDECINE

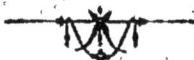

MONTPELLIER

IMPRIMERIE GUSTAVE FIRMIN, MONTANE ET SICARDI

Rue Ferdinand-Fabre et Quai du Verdanson

—

1904

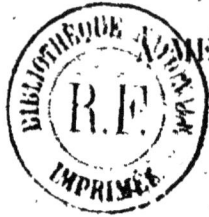

A MES PARENTS

A MES AMIS

A MES MAITRES

J. BRU.

INTRODUCTION

Ce travail, dernier acte de nos études médicales, a été
inspiré par une observation que nous avons eu l'occasion
de recueillir dans le service de M. le professeur Carrieu
pendant le dernier trimestre de l'année scolaire 1903-1904.
Certes, les observations de phlegmatia alba dolens, survenant à titre de complication, au cours ou au décours de
la fièvre typhoïde, ne sont pas des raretés et ce n'est pas
à ce titre que nous avons l'intention de la présenter au
Jury qui nous fait l'honneur d'examiner cette thèse. Depuis
1860 des auteurs plus autorisés et plus compétents que
nous, ont fait paraître de nombreux travaux sur cette
intéressante question ; aussi avons-nous hésité un ins-
tant, au moment de prendre la plume, devant la crainte
de produire un mémoire inutile.

Cependant, le nombre et la diversité des publications
prouvent combien les opinions et les théories émises ont
été différentes, au moins dès le début ; la pathogénie de
cette affection est restée assez longtemps obscure ; elle a
donné lieu à des discussions très animées entre des par-
tis de savants à la tête desquels se trouvaient des Maîtres
tels que: Virchow et Cruveilher. D'un autre côté, dans
ces dernières années, en s'inspirant des merveilleux
résultats que la chirurgie obtenait par le massage et la
mobilisation précoce dans le traitement des fractures et

des luxations, on a abandonné autant que possible cette immobilisation longue et prolongée à laquelle on soumettait d'urgence tous les phlébitiques et qui, tout en compromettant le libre jeu des articulations et l'intégrité musculaire des membres, aggravait cet état de dénutrition et de cachexie très naturel chez les malades obligés de garder le lit depuis longtemps. Nous insisterons sur cette nouvelle méthode de traitement curatif rapide adaptée à la phlegmatia alba dolens, en disant comment il faut comprendre le massage et la mobilisation précoce dans ce cas particulier, le moment où il convient de l'appliquer et les avantages qu'on peut en retirer.

Ces quelques considérations mises à part, notre travail consistera surtout à faire une révision générale des travaux d'autrui ; une mise au point de la question en quelque sorte, plutôt qu'une œuvre originale.

Ceci dit, avant d'entrer dans le sujet, il importe :

1° De définir ce qu'il faut entendre par les mots phlébite et phlegmatia alba dolens ;

2° D'en faire une classification générale ;

3° De passer en revue les diverses localisations phlébitiques de la fièvre typhoïde ;

4° D'établir un plan qui précise et limite notre sujet.

On donne le nom de phlébite à toute inflammation veineuse même légère.

Elle se manifeste, en général, par un double processus anatomique :

1° L'inflammation même de la paroi du vaisseau ou phlébite proprement dite ;

2° La coagulation du sang au niveau de la paroi enflammée ou thrombose.

Si ces lésions ont pour siège les veines d'un membre et surtout des membres abdominaux, la phlébite se tra-

duit par un groupe de symptômes, œdème aigu et douloureux qu'on désigne sous le nom de phlegmatia alba dolens.

Il est d'usage de classer d'une façon très simple les
phlegmatia en :

a) Phlegmatia puerpérale.

b) Phlegmatia chirurgicale.

c) Phlegmatia médicale	Maladies infectieuses	Rhumatisme, dothiénentérie, Scarlatine, Pneumonie, etc.
	Cachexies.	Tuberculose, cancer, chlorose

Cette classification, faite pour les besoins de la clinique, est purement artificielle. Il faut placer à l'origine de
toute phlébite une infection, infection qui peut être due à
la localisation sur l'endoveine des germes de la maladie
causale (bacille d'Eberth, bacille de Koch), ou qui est le
plus souvent le résultat d'agents secondaires (streptocoque, staphylocoque, coli-bacille).

Existe-t-il sur l'arbre veineux des points de prédilection où la dothiénentérie fasse plus particulièrement des
lésions phlébitiques ? Eh bien ! non. Tout d'abord il est un
fait reconnu de tous, c'est qu'en cas d'infection générale,
les microbes se localisent beaucoup plus facilement sur
les veines que sur les artères ; cela tient à la paresse de
la circulation dans le système veineux et à l'existence des
valvules qui sont comme des nids où les germes charriés
par le sang peuvent aisément s'arrêter et pulluler en
abondance.

Lannois, en 1895, a publié dans la *Revue de Médecine*,
un cas de pyléphlébite avec abcès du foie, consécutif à la
fièvre typhoïde. Foster, dans le *Brit. Med. J.*, a rapporté
un cas de dothiénentérie avec thrombose des deux veines fémorales, abcès du poumon et de la rate. Girode, en
1893, avait déjà signalé à la Société anatomique de Paris

une observation de fièvre typhoïde avec thrombose des deux iliaques et thrombose méningo-cérébrale. Descazals, en 1899, fait une thèse sur les thrombo-phlébites des sinus de la dure-mère et Richardson avait, quelque temps avant, dans un journal de médecine de New-York, consacré un article intéressant aux thromboses marastiques des veines intra-crâniennes dans la fièvre typhoïde.

Comme nous le montrent ces quelques travaux, la dothiénentérie peut faire des phlébites un peu partout dans l'organisme ; notre intention est de traiter ici plus spécialement de la thrombose des membres, surtout des membres inférieurs dont l'évolution donne lieu à de gros symptômes, œdème et douleur : nous avons nommé la phlegmatia alba dolens.

Le plan que nous avons adopté est le suivant :

Dans le premier chapitre, qui aura trait à l'historique de la question, nous examinerons les différents travaux parus jusqu'à ce jour sur cette complication de la fièvre typhoïde, dont l'étude paraît avoir commencé avec Bouillaud vers 1823.

Le deuxième chapitre sera consacré à l'étiologie et la pathogénie.

La symptomatologie, la marche et la terminaison feront l'objet du troisième chapitre.

Dans le quatrième, nous envisagerons le diagnostic et le pronostic.

Nous insisterons sur le traitement dans le cinquième chapitre ; enfin, dans le sixième, nous exposerons l'observation recueillie dans le service de M. le professeur Carrieu et quelques observations déjà publiées qui nous ont paru intéressantes. En dernier lieu, nous énoncerons très brièvement les quelques conclusions qui nous ont été inspirées par cette étude, qui restera sûrement incomplète et banale, mais que nous nous efforcerons de diriger de notre mieux.

Nous laisserons de côté, à dessein, l'anatomie pathologique parce qu'elle n'offre rien de bien particulier : elle ne diffère en rien de la phlébite de la puerpéralité ou des cachectiques.

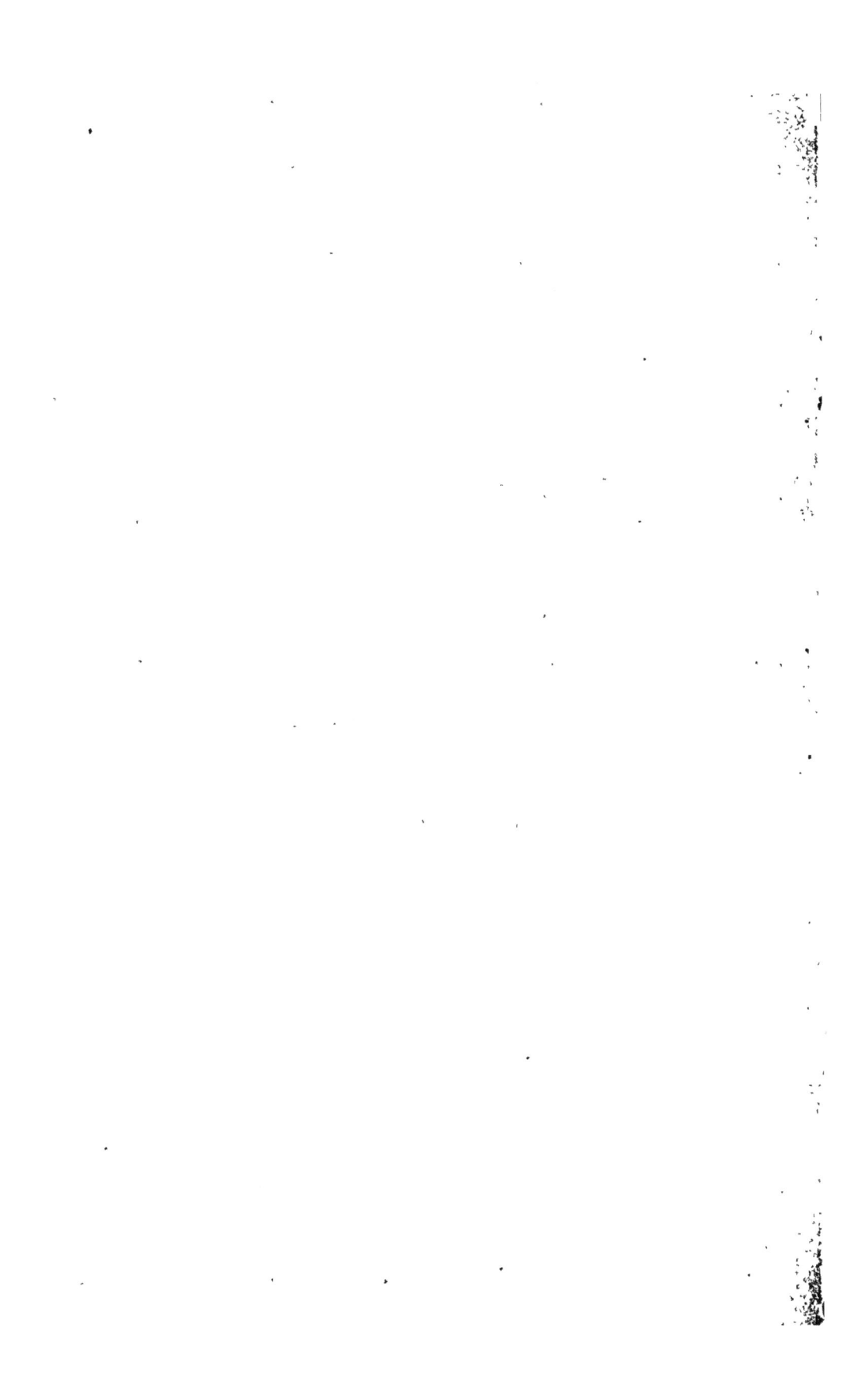

DE LA
PHLEGMATIA ALBA DOLENS
DANS
LA FIÈVRE TYPHOÏDE

CHAPITRE PREMIER

HISTORIQUE

Les accoucheurs du XVIIIᵉ siècle, et en particulier
Mauriceau, ont été les premiers à signaler chez les femmes
récemment accouchées l'affection qui porte aujourd'hui le
nom de phlegmatia alba dolens : celui-ci la considérait
comme « un reflux des humeurs qui devaient être éva-
cuées par les vidanges ». Après lui Puzos, Levret et
beaucoup d'autres en font un « engorgement laiteux », et,
plus tard, vers 1823, Davis, Dance commencent à parler
d'inflammation de la veine : ils en font une phlébite.
Mais tous ces auteurs envisagent la phlegmatia alba dolens
comme une complication propre et spéciale aux suites de
couches.

Ce n'est qu'avec Cruveilher, Robert Lee et Bouillaud
qu'elle s'échappe du cadre de l'obstétrique et que l'on
commence à la regarder comme un accident sérieux des

maladies infectieuses, graves et de longue durée et des diverses cachexies. En 1823, Bouillaud, dans les *Archives de Médecine*, relate la première observation de phlébite survenue à la suite d'une fièvre typhoïde ; la malade ayant succombé, « à l'autopsie cadavérique on trouva les veines du membre infiltré oblitérées par un long caillot solide, rougeâtre, fibrineux, comme charnu et qui s'étendait jusqu'à la veine cave inférieure. Les veines du membre opposé contenaient du sang liquide ; leur membrane interne était moins rouge que celle des veines oblitérées. » Du premier coup, il avait ainsi noté les deux éléments anatomiques fondamentaux de cette complication : présence d'un caillot obturant la lumière de la veine et réaction inflammatoire de la paroi vasculaire.

Quelque temps après, vers 1837, Chomel, dans ses leçons de clinique médicale, signale la *phlegmatia alba dolens* comme un accident très bénin de la dothiénentérie ; « le plus souvent, dit-il, cet œdème est si peu appréciable qu'il ne fixe même pas l'attention du malade et disparaît à mesure que le sujet reprend ses forces et ses habitudes. Dans quelques cas il est plus prononcé et même est accompagné d'un peu de douleur et d'une légère élévation de température de la peau. »

Dans un article de la *Gazette médicale*, paru en 1845, Bouchut rapporte l'observation d'une femme atteinte de fièvre typhoïde et qui meurt le 61me jour de sa maladie après avoir éprouvé pendant 3 jours de vives souffrances dans les jambes et dans les mollets. « Cette douleur dont l'apparition fut bientôt suivie de l'œdème du tissu cellulaire sous-cutané, reconnaissait pour cause une oblitération des veines profondes de la jambe, s'élevant de chaque côté jusqu'à la partie moyenne des crurals. »

L'année suivante, Trousseau, dans le *Bulletin de thérapeutique mentionne un nouveau cas de *phlegmatia alba dolens* survenant chez une jeune fille convalescente de fièvre typhoïde et formule cette conclusion : « De tous les accidents qui peuvent compliquer une fièvre typhoïde à ses diverses périodes la *phlegmatia alba dolens* est sans contredit le moins commun ». Il ajoute plus loin : « son origine est toujours liée à une inflammation avec oblitération des veines du membre qu'elle envahit ».

Quelques années plus tard, il a l'occasion de l'observer chez une de ses nièces, âgée de 21 ans, qui fut prise d'œdème douloureux vers le quarantième jour de sa dothiénentérie.

Après lui Griesinger en 1855 et Magnus Hüss en 1856, insistent sur cette complication du dernier stade de la fièvre typhoïde ; ils citent des observations dans lesquelles cet accident fut suivi de mort subite. Virchow en 1857, Leudet en 1858 et Werner en 1860 viennent enrichir la littérature médicale de nouvelles et intéressantes observations ; dès cette année-là, après la publication des deux cas inédits du docteur Léon Sorbets, la *phlegmatia alba dolens* survenant à titre de complication au cours ou au décours de la fièvre typhoïde, n'étonne plus personne : Mais les médecins la regardent d'un œil moins optimiste et plus sévère que Chomel et Trousseau qui en faisaient l'un un incident des plus légers et l'autre une complication exceptionnelle ; nous verrons en effet au cours de cette étude qu'il faut compter avec elle et qu'elle constitue un danger sérieux pour la vie d'un malade déjà affaibli par de longs jours de fièvre.

En 1863, Buequoy, dans sa thèse d'agrégation, contrairement à l'opinion émise par Trousseau, prétend que l'obstruction veineuse du membre inférieur à la fin de la dothiénentérie est d'observation fréquente et vulgaire.

Betke en 1870 dans une thèse publiée à Berlin, et Murchison en 1873, sont du même avis.

En 1877, Dumoutpallier, dans la *Gazette des hôpitaux*, fait paraître une observation intéressante de *phlegmatia alba dolens* qui avait eu manifestement pour point de départ une escarre au sacrum.

La même année, Ilie, à Paris, en fait son sujet de thèse : selon lui le pronostic est grave parce qu'il considère ces phlébites comme apparaissant principalement à la fin des fièvres typhoïdes graves, au moment où l'organisme a pour ainsi dire épuisé tous ses moyens de défense et tombe déjà dans la cachexie.

En 1880 Troisier, dans une thèse d'agrégation, cite la fièvre typhoïde comme une maladie dans laquelle l'obstruction veineuse peut se produire ; en 1881, Veillard est loin de se ranger à l'avis de Ilie, formulé quelques années auparavant : pour lui la *phlegmatia alba dolens* peut survenir dès les premiers jours de la convalescence dans certaines fièvres typhoïdes qui n'ont donné lieu pendant leur évolution à aucun phénomène grave.

En 1883, Hutinel, dans une thèse sur la convalescence et les rechutes de la fièvre typhoïde, s'occupe de la thrombose veineuse et essaie d'en donner une explication ; l'année suivante paraît la thèse de Cazauvieilh : il pose franchement la question de la pathogénie. Doit-on incriminer comme début des accidents, une phlébite primitive amenant secondairement la formation d'un thrombus ou bien faut-il penser à une thrombose spontanée, donnant lieu consécutivement à une inflammation de la paroi veineuse ? L'auteur, tout en se rangeant à l'opinion de Troisier, qui donne comme point de départ de l'affection une modification moléculaire de l'épithélium) des veines ne fournit aucune solution nette. Le pronostic est bénin tout en faisant des réserves sur les complications possibles : embolie, gangrène.

Jusqu'en 1895 le silence semble s'être fait sur la question : c'est à cette époque que Vincent d'Alger donne lecture au Congrès de Bordeaux d'une communication très intéressante, basée sur des recherches microbiologiques et dans laquelle il n'hésite pas à faire de la phlegmatia des typhiques une infection secondaire due le plus souvent au staphylocoque pyogène blanc ou doré.

Depuis les thèses de Morachini (1897, et de Muxard (1899) les publications se succèdent : les travaux de Da-Costa, Asthow, Censier, Croixmarie, Favre, Hannequin, Lepine, Lyonnet, Marchais, Widal et Chantemesse, sont venus jeter un jour nouveau sur la pathogénie de cette complication de la dothiénentérie, préciser la conduite à tenir et formuler une nouvelle méthode de traitement rationnel et rapide.

Telles sont en résumé les phases principales par lesquelles a passé cette étude : tour à tour considérée comme une complication fréquente ou rare, bénigne ou redoutable de la fièvre typhoïde, la phlegmatia, aujourd'hui bien connue dans sa pathogénie et dans son évolution, et par cela même mieux traitée, devient de moins en moins un incident fâcheux pour le malade.

CHAPITRE II

ÉTIOLOGIE. — PATHOGÉNIE.

ÉTIOLOGIE

Fréquence. — Les auteurs ne sont pas d'accord sur la fréquence de cette complication de la fièvre typhoïde, Trousseau, qui était pourtant l'un des meilleurs observateurs de son époque, l'a considérée comme un accident très rare.

Murchison donne comme proportion 1 pour 100 environ des cas qu'il a traités. Betke, sur 1420 cas de fièvre typhoïde relevés à l'hôpital de Bâle de 1861 à 1868, a observé chez 21 malades la thrombose des membres inférieurs ; sa moyenne est donc de 1,7 pour 100.

Sur 100 typhiques soignés à l'Hôtel-Dieu dans le service de M. le professeur Sée, du mois d'août 1882 au mois de janvier 1883, il y eut 6 cas de phlegmatia.

En 1895, Vincent, d'Alger, rapporte 310 observations de fièvre typhoïde, parmi lesquelles on a constaté 28 fois la phlébite oblitérante des membres inférieurs qu'il décompose ainsi : 7 fois à droite, 18 fois à gauche. Chez 3 malades, les deux membres inférieurs étaient tous les deux pris à la fois. Sa proportion est très élevée : 8,23 pour 100.

Devèze, en 1901, dans une thèse où il relate une épidémie de fièvre typhoïde ayant sévi à Nîmes dans le milieu militaire, durant le second semestre de l'année 1900, a observé pendant deux fois des complications phlébitiques sur 158 soldats entrés à l'hôpital : moyenne 1,3 pour 100.

Ceci prouve tout simplement que certaines épidémies sont plus riches que d'autres en thromboses veineuses; le climat, la saison, le pays dans lequel elles se produisent ont probablement une influence qu'on ne connaît pas ; d'un autre côté, certains auteurs comme Albuquerque-Cavalcanti ont noté une certaine recrudescence de la *phlegmatia alba dolens* des femmes en couches pendant les épidémies de fièvre typhoïde particulièrement riches en phlébites oblitérantes.

C'est le moment de rappeler ici les conclusions de Censier dans un article intitulé « De la pathogénie des phlébites » et qui a paru dans la *Revue de Médecine* en 1902 : « Les phlébites se sont-elles multipliées de nos jours? Telle est la question souvent posée; il semble qu'on doive la décomposer ainsi : cette multiplication est-elle réelle? Le nombre beaucoup plus grand des faits observés tient-il à ce que l'affection dans sa complexité est mieux connue, que les cas sont plutôt soupçonnés, plus vite et plus souvent reconnus? Il semble que l'on doive répondre que ces différentes causes s'associent.

» Mais si l'affection phlébitique s'est multipliée il semble aussi que ce n'est pas dans le cadre de ce qu'on pourrait appeler les grosses phlébites, les phlébites à évolution thrombosique complète s'adressant à un gros vaisseau, créant des œdèmes considérables, en un mot la *phlegmatia alba dolens*. Celle-ci, pour s'observer encore trop souvent, cède le pas aux phlébites d'allures moins graves, à lésions

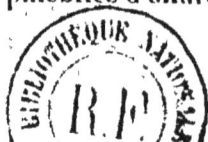

vasculaires moins définies, à œdèmes moins importants, moins tenaces, parfois presque nuls. »

Il semble, en effet, qu'on doive se ranger à l'opinion de cet auteur : rien ne nous empêche de croire que la méthode antiseptique étant employée d'une façon de plus en plus rigoureuse dans le traitement des maladies infectieuses, à titre de mesure prophylactique contre les infections secondaires, on verra sinon disparaître, du moins diminuer d'intensité et de fréquence, cette complication toujours dangereuse et avec laquelle il faut compter.

Age. — Sexe. — L'âge paraîtrait avoir une certaine influence sur l'apparition de la phlegmatia : dans la généralité des observations qu'ont publiées différents auteurs, c'est entre 18 et 30 ans qu'on la rencontre le plus souvent. Elle est rare chez les personnes qui ont dépassé cet âge, rare aussi chez les enfants. Ceci n'a pas le droit de nous étonner si l'on remarque que la fièvre typhoïde a son maximum de fréquence à cet âge-là.

Le sexe semble n'avoir aucune influence ; les exemples que nous avons eus sous les yeux se rapportent aussi bien à des hommes qu'à des femmes.

Siège. — La *phlegmatia alba dolens* a une prédilection très marquée pour les membres inférieurs et c'est d'ordinaire à gauche qu'elle se fixe ; sur 106 observations que nous avons pu réunir, on la rencontre 81 fois à gauche, 19 fois à droite ; 5 fois elle était double et 1 fois elle siégeait au bras droit ; dans notre observation elle siège à droite. On ignore les causes qui président à cette localisation plus marquée du côté gauche.

C'est la veine crurale qui est le plus souvent atteinte.

Forme de la dothiénentérie. — Existe-t-il un rapport entre la forme clinique de la fièvre typhoïde et l'apparition de cette complication. Troisier le pensait et il prétendait que les formes adynamiques y prédisposaient plus particulièrement ; ce n'est pas là une règle fixe et absolue ; on a vu des formes bénignes et très légères de dothiénentérie donner lieu à des accidents phlébitiques assez graves et nous ne nous rangeons pas à l'opinion exclusive de Troisier.

Moment d'apparition. — Y a t-il dans l'évolution de la dothiénentérie une phase qui soit plus spécialement favorable à l'éclosion de la phlegmatia ? Disons d'abord qu'elle peut apparaître à tout moment et la lecture de quelques observations nous le prouve bien : Muxart cite deux observations où elle est survenue 15 jours après le début de l'infection éberthienne. Mais cette lecture nous apprend aussi que, dans la grande majorité des cas, la phlegmatia est une complication de la convalescence : c'est bien là le moment le plus favorable où une infection secondaire aura des chances sérieuses de prospérer. La résistance de l'organisme vient d'être fortement ébranlée par l'attaque d'un ennemi redoutable, le bacille d'Eberth, et ce n'est pas sans de grosses pertes qu'il a pu organiser une défensive coûteuse : les cellules intoxiquées par les toxines et par les déchets organiques que le foie est impuissant à détruire ou que le rein élimine mal sont comme engourdies dans leur vitalité et un nouvel ennemi triomphera facilement d'elles ; elles se défendent mal contre les invasions microbiennes secondaires. Le cœur a perdu son énergie, les vaisseaux périphériques n'ont plus leur tonicité et la circulation paresseuse d'un sang altéré offrira aux agents pathogènes un excellent milieu où ils pourront

pulluler à l'aise. Streptocoques, staphylocoques, coli-
bacilles sont à l'affût et dès qu'une porte leur est ouverte
ils vont produire des infections secondaires dont la phlegmatia n'est qu'une modalité atténuée.

PATHOGÉNIE

Avant d'arriver à la conception qu'on se fait actuelle-
ment de la pathogénie de la phlegmatia, il convient de
dire quelques mots de deux théories qui ont eu leur vogue
à leur époque et qui ont donné lieu à de nombreuses discussions : nous voulons parler des opinions émises par
Cruveilher et par Virchow. On savait depuis quelque
temps que toute phlébite était anatomiquement constituée par l'inflammation des tuniques veineuses en un
point donné et par la présence d'un caillot obturateur ;
mais les esprits divergeaient dès qu'il fallait préciser
quel était le phénomène primitif. Cruveilher prétend que
l'inflammation des parois de la veine est la première en
date et que c'est elle qui détermine la formation du coagulum intra-veineux. « Dans nos idées, dit-il, pour qu'il
y ait phlébite spontanée ou non traumatique, il faut de
toute nécessité une cause d'irritation qui agisse sur les
parois veineuses ; or, cette cause d'irritation ne peut lui
arriver que par le sang. Le sang, chargé de principes
irritants, irrite les parois veineuses et le premier phénomène de cette inflammation, c'est la coagulation du sang. »
Pour Virchow et ses partisans, le caillot se formerait
spontanément sans inflammation préalable de la veine ;
la phlébite n'est plus la cause de la coagulation, elle en
est l'effet. Il explique d'ailleurs le mécanisme de cette
dernière par la stase du sang dans les veines à la période

terminale de la dothiénentérie, les contractions cardiaques étant peu énergiques, et par une tendance naturelle à la coagulation dont serait doué le sang altéré par les fièvres graves et de longue durée.

« Les thromboses marastiques se produisent toujours au niveau des points où le liquide sanguin a le plus de tendance à la stase, c'est-à-dire à la limite d'action des forces d'impulsion cardiaque et d'aspiration thoracique.» Telle est, par une simple loi de mécanique, l'explication de la formation de ces coagulum spontanés. A la suite de Virchow, des auteurs avaient même imaginé des « points morts » dans le système veineux où le sang peut se coaguler de lui-même.

La bactériologie et l'histologie avec Renaut, Vaquez, Widal, Cornil, Vincent, Weigert sont venues éclairer d'une façon particulière cette question, et aujourd'hui cette pathogénie est assez simple et assez bien connue.

Pour plus de méthode dans notre exposé, nous allons diviser ce chapitre en quatre points principaux ; nous nous attacherons à montrer :

1° Que la phlegmatia alba dolens des typhiques est bien due à une infection secondaire d'origine microbienne des veines des racines des membres ;

2° Quels sont les agents de cette infection ;

3° Quelles sont les portes d'entrée et les voies suivies par les micro-organismes ;

4° Quel est enfin le mécanisme qui aboutit à l'oblitération veineuse et à l'apparition des symptômes consécutifs à cette dernière.

1° *La phlegmatia des typhiques est le résultat d'une infection.* — L'observation clinique de quelques cas est là pour nous le prouver : que se passe-t-il, en effet ? Le plus souvent on se trouve en présence d'un sujet qui vient de faire une dothiénentérie : la maladie a évolué d'une façon assez normale et le malade entre en convalescence avec une apyrexie franche et complète. On a cependant la précaution de prendre la température tous les jours et l'on est étonné un beau matin d'avoir une élévation thermométrique de un ou plusieurs degrés que l'on met en général sur le compte d'une infraction au régime prescrit, d'un excès d'alimentation ou de fatigue. Quelque temps après, le malade ne tarde pas à accuser une douleur dans le mollet ou dans la cuisse, douleur soit spontanée, soit principalement à l'occasion d'un mouvement, et l'on assiste peu à peu à l'apparition des symptômes de la phlegmatia, alors que l'on croyait tout bien fini. Donc si cette phlébite débute d'ordinaire par des phénomènes fébriles si nettement caractérisés, signes généraux d'infection, nous sommes bien en droit d'en induire que nous avons affaire à une complication infectieuse.

Il y a plus, les examens bactériologiques pratiqués par Vincent d'Alger, Widal et Vaquez ont prouvé l'existence d'agents pathogènes au niveau du caillot et des parois de la veine lésée.

Poussant plus loin la démonstration, Vaquez a réussi à reproduire expérimentalement des lésions phlébitiques au moyen de cultures microbiennes : il a injecté des cultures de streptocoque ou de staphylocoque de virulence moyenne dans les veines de la patte d'un chien et en déterminant un traumatisme artificiel en un point du trajet veineux, il a pu y provoquer la formation d'un caillot et constater la présence de micro-organismes au niveau de la portion dénudée de l'épithélium et de la partie la plus externe du caillot : ceux-ci n'existaient pas dans l'intérieur de la paroi ; de plus, le traumatisme vei-

neux était nécessaire : son action était sûrement de
localiser l'action des microbes, dont la virulence devait
aussi être légèrement atténuée.

Enfin, certains auteurs, comme Lépine et Lyonnet en
1897, ont voulu rechercher si le bacille d'Eberth ne pro-
duisait pas des toxines qui, diffusées dans le sang, seraient
capables de provoquer des thromboses en apparence
spontanées; pour cela, ils ont injecté dans une veine de
la patte d'un chien 40 à 60 centimètres cubes de culture
d'Eberth, chauffée pendant une heure à 55°, chauffage qui
suffit à enlever à la culture sa virulence; maintes fois, il
ne fut plus possible de faire de nouvelles injections dans
la même veine, celle-ci étant naturellement rétrécie dans
une certaine longueur au-dessus du point de la première
injection. Dans un cas, elle roulait sous le doigt comme
un cordon plein et dur; sur une coupe transversale, la
veine était imperméable, sa lumière n'étant représentée
que par un fin pertuis. Dès ces expériences, les auteurs
concluent : « Comme on ne voit jamais d'altération sem-
blable d'une veine à la suite d'injections banales, il faut
conclure que cette lésion est due à l'action directe de la
toxine typhique. »

Par conséquent, nous basant sur l'observation clinique
des faits, sur les constatations batériologiques, et enfin
sur l'expérimentation, nous pouvons affirmer qu'il y a, à
l'origine de toute phlébite, une infection microbienne.

2° *Quels sont les agents pathogènes?* — Ils sont varia-
bles : Haushalter (*Revue médicale de l'Est*, 1893) a trouvé
le bacille d'Eberth soit dans le caillot, au contact des
lésions veineuses, soit dans l'épaisseur des tuniques ou
bien dans les vasa-vasorum. Mais le plus souvent, ce sont
les agents communs des infections secondaires, strepto-

coque et staphylocoque, qui viennent s'abattre sur le convalescent à la faveur de son état cachectique. Pour Vincent, ce serait le staphylococcus pyogenes aureus ou albus qui serait l'agent principal de la phlegmatia des typhiques. Il l'a retrouvé dans toutes ses observations, il a même pu le déceler, pendant la période fébrile du début, dans le sang des malades. Il cite d'ailleurs, une observation particulièrement intéressante : il s'agit d'un malade qui avait été pris au début de la convalescence d'une fièvre typhoïde, d'une broncho-pneumonie double à streptocoques, puis d'un érysipèle phlegmoneux de la région lombo-sacrée. En même temps, il présenta une *phlegmatia alba dolens* double et fort douloureuse des membres inférieurs. « Dans les ensemencements qui ont été pratiqués post-mortem, le bacille typhique avait disparu ; le streptocoque fut trouvé dans la rate, le foie, les poumons, les reins, seul ou associé au staphylocoque doré. Or, fait remarquable malgré cette invasion presque généralisée des organes par le streptocoque, le thrombus rouge qui oblitérait les veines fémorales et poplitées renfermait le staphylococcus pyogenes aureus seul ».

Dans un cas, M. Girode a trouvé le bacterium coli.

3° Leurs voies de pénétration. — Le bacille d'Eberth existe normalement dans le sang des typhiques et il est, dès lors, facile de comprendre comment il se localise sur les veines à la faveur du ralentissement du sang dans leur intérieur.

Quant aux infections surajoutées, les portes qui leur sont ouvertes sont multiples ; les ulcérations intestinales, lésion élémentaire de la dothiénentérie, les escarres, les abcès et les furoncles, très fréquents à la fin de la maladie, en un mot toutes les érosions cutanées dues soit aux sudamina, soit au malade lui-même, qui, agacé par l'état de sécheresse de sa peau, se gratte continuellement, constituent pour les micro-organismes des voies d'accès nombreuses et faciles à franchir.

1° Mécanisme de la formation du caillot. — Voilà donc les agents infectieux introduits dans l'organisme et charriés par le sang, c'est ordinairement au niveau des éperons valvulaires des veines qu'ils vont s'établir; leur présence, jointe à la sécrétion continue de toxines, va en irriter la tunique interne. Celle-ci réagit et cette réaction se traduit par une hypertrophie et une prolifération des cellules endothéliales et des cellules de la couche sous-endothéliale. Le bourgeonnement et la tuméfaction de la membrane interne en sont les conséquences. Mais les cellules du revêtement endothélial sont très délicates et ne tardent pas à être foncièrement atteintes dans leur vitalité, elles se nécrosent et tombent dans la lumière du vaisseau, donnant ainsi lieu à une solution de continuité de la paroi ulcérée et bourgeonnante. Le premier stade de la lésion est donc une phase d'endophlébite avec desquamation endothéliale.

Altération et rugosité de la paroi, présence de débris cellulaires épithéliaux dans la lumière de la veine, telles sont les conditions les plus favorables et nécessaires, peut-on dire, à la coagulation du sang. Grâce à elles, les éléments figurés du sang, globules blancs et globules rouges, sont arrêtés : ils se déposent au niveau de la paroi déchiquetée, ou bien autour des éléments endothéliaux nécrosés. La fibrine ne tarde pas à s'y précipiter et à emprisonner dans ses mailles les débris épithéliaux et les globules du sang; le coagulum adhérent à la paroi est désormais formé; il va s'accroître par dépôt et par adjonction de couches concentriques de fibrine et obstruer complètement la lumière de la veine. Désormais, la circulation de retour est entravée et l'œdème ne tarde pas à apparaître.

Quelles vont être les destinées de ce caillot? Disons d'abord qu'il peut, à l'occasion d'un mouvement brusque, se fragmenter et donner lieu à des accidents irréparables : ce fragment, lancé dans la circulation, passe dans la veine-cave inférieure, arrive dans l'oreillette droite, de là dans le ventricule droit d'où il est projeté dans l'artère pulmonaire ; là, suivant son diamètre, il donne lieu à des embolies plus ou moins considérables.

Le caillot peut aussi suivre la dégénérescence granulo-graisseuse et se résorber sur place sans laisser de traces. La circulation se rétablit, ou bien des bourgeons conjonctifs venus de l'endoveine peuvent le pénétrer, le transformer en tissu conjonctif ; il s'organise définitivement en tissu de cicatrice et oblitère à jamais la veine (phlébite oblitérante).

Comme nous l'avons vu, la réaction de la veine est modérée, et, en effet, nous devons à Vaquez cette notion que, pour qu'il y ait phlébite telle que nous venons de la décrire, il faut une infection atténuée dans sa virulence. Sinon, les cellules se nécrosent d'emblée sans prolifération et sans bourgeonnements, la veine ne s'oblitère pas, elle s'ulcère et on a affaire à une phlébite suppurée autrement grave.

CHAPITRE III

SYMPTOMATOLOGIE. — MARCHE. — TERMINAISON

Début. — Deux symptômes principaux marquent le début de l'affection, ce sont l'élévation de la température et l'apparition de la douleur. L'élévation thermique est le phénomène le premier en date, elle est variable et peut s'élever par écarts successifs jusqu'à 39°5 et 40°; la réaction fébrile est ici beaucoup plus intense que dans les thromboses des cachectiques. La douleur apparaît quelque temps après.

A côté de ce début discret et insidieux, il n'est pas rare de voir un début très brusque et l'on est frappé par la soudaineté d'apparition des divers symptômes et accidents. C'est alors un violent frisson; le thermomètre monte d'emblée à 40°. On pense d'abord à une rechute et l'on assiste bientôt à l'évolution d'une *phlegmatia alba dolens.* Cazauvieilh en rapporte un type très intéressant et nous avons cru pour cela devoir reproduire son observation (obs. II).

Quelquefois, mais rarement, le début peut passer inaperçu, il faut alors rechercher les autres signes, comparer les deux membres, voir si l'un d'eux n'est pas œdématié ou augmenté de volume; car, il est bon de faire un diagnostic précoce qui permettra de donner au malade des indications utiles au point de vue de l'immobilisation surtout.

Voici la phlegmatia constituée, analysons d'un peu plus près son évolution et ses divers symptômes.

Période d'état. — Signes fonctionnels. — Douleur. — Cette douleur est continue, mais variable d'intensité depuis le simple engourdissement douloureux du membre atteint jusqu'à la douleur gravative, avec élancements intermittents aigus. Elle est exaspérée par la pression et par les mouvements.

Son siège est variable ; elle peut se diffuser à toute l'étendue du membre ; mais elle présente un maximum d'intensité au niveau des vaisseaux thrombosés et des segments de membre qui en sont plus particulièrement tributaires ; c'est sur le trajet des veines qu'il faudra la rechercher par des pressions qui devront être très douces pour éviter de mobiliser le caillot. En général, ses points maxima sont au niveau de l'aine, à la face interne de la cuisse, au creux poplité, à la face postérieure du mollet sur la ligne médiane.

Impotence fonctionnelle. — Elle est liée à la présence de l'œdème et de la douleur ; le membre malade paraît lourd et pesant comme s'il était chargé d'un plomb énorme.

Signes physiques. Œdème. — Le membre malade est très notablement augmenté de volume et de tension des téguments ; cette augmentation de volume dépend de l'importance des veines oblitérées et de l'étendue de la région à laquelle elles se distribuent.

L'œdème est blanc, la peau est luisante, lisse, cireuse, quelquefois rosée quand il y a des traînées de lymphangite ; sur le blanc cireux de la peau tranchent des arborisations veineuses indiquant le développement de la circulation complémentaire. La jambe a perdu sa forme, les méplats disparaissent, les saillies s'affaissent.

Cet œdème est habituellement dur, incompressible et la pression n'y détermine pas de godet persistant comme dans les œdèmes inflammatoires ou par stase capillaire. C'est qu'ici le tissu cellulaire sous-cutané n'est pas seul infiltré, mais encore les aréoles du derme sont distendues par la sérosité, ainsi que toute la masse du tissu cellulaire intermusculaire ; c'est en raison de cette particularité anatomique que le doigt détermine très difficilement le godet par la pression.

Un dernier caractère de cet œdème, c'est d'être douloureux ; le moindre contact, la moindre pression déterminent souvent de vives douleurs ; la sensibilité au tact paraît, au contraire, quelquefois diminuée.

Cordon dur et douloureux. — La palpation sur le trajet des principaux troncs veineux, saphène, crurale, permet de constater la présence de traînées plus ou moins allongées correspondant aux caillots et aux thromboses des veines malades. Quelquefois le cordon dur est très douloureux et ne peut être qu'à peine effleuré du doigt ; d'autres fois la douleur est moins vive et on a alors la sensation d'un vaisseau injecté de cire ou de suif comme dans une préparation anatomique. Le caillot est tantôt limité à une étendue de 3 à 4 centimètres, tantôt répandu dans la totalité de la longueur de la veine. L'exploration de cette dernière doit toujours être effectuée avec méthode et prudence car une pression trop forte ou un mouvement intempestif pourraient fragmenter le caillot et en favoriser le cheminement intra-vasculaire, c'est-à-dire provoquer une embolie.

Élévation locale de la température. — Elle existe en général ; mais elle est plus appréciable dès le début. Elle paraît s'abaisser au-dessous de la normale dès que tombent les phénomènes inflammatoires.

Phénomènes généraux. — Ils sont surtout accusés dès le début ; la température peut être assez élevée, 38°5, 39° et même 40°. Elle semble procéder par poussées successives ; d'autres fois c'est un type bien net avec rémission matinale et exacerbation vespérale ; le plus souvent on n'observe qu'un léger train de fièvre. L'état général reste bon si la dothiénentérie ne l'a pas trop détérioré ; ceci dépend d'ailleurs du degré de virulence de l'infection secondaire.

Marche. Durée. — La *phlegmatia alba dolens* chez les typhiques a une évolution assez lente. La période de début ou période fébrile dure environ une semaine ; la période d'état dure assez longtemps après et peut persister de trois à six semaines. Les phénomènes sont lents à disparaître et on ne peut établir une démarcation bien nette entre la période d'état et la période de décroissance.

La durée habituelle est de quatre à six semaines ; elle peut se prolonger plusieurs mois.

Terminaison. — La guérison se fait attendre assez longtemps, mais elle est la règle générale. Albuquerque-Cavalcanti, sur 118 cas, a observé 96 guérisons complètes et encore dans cette statistique faut-il tenir compte de la léthalité inhérente à la fièvre typhoïde elle-même. La mort est le résultat d'une embolie ou des diverses complications que nous allons passer en revue.

Quand le malade commence à se lever, l'œdème peut

reparaître encore le soir après les fatigues de la journée; il reste quelquefois une faiblesse assez marquée du membre atteint, souvent aussi des varices par dilatation des veines superficielles.

Enfin dans certains cas, lorsque l'obstruction d'un tronc veineux important reste définitive, il subsiste de l'œdème chronique : le membre est pesant, faible, difficile à mouvoir, créant ainsi une véritable infirmité.

COMPLICATIONS. - COMPLICATIONS IMMÉDIATES.—a) *Infectieuses*. — Le caillot peut devenir le siège ou le point de départ d'un abcès veineux ou périveineux et le malade se voit emporté par la pyohémie. Renou rapporte à ce propos un cas intéressant de pyléphlébite suppurée; c'est très rare.

L'inflammation peut se propager aux artères voisines : celles-ci s'oblitèrent, d'où gangrène plus ou moins étendue du membre inférieur.

b) *Mécaniques. Embolie.* — Nous avons vu que le caillot pouvait, sou l'influence d'un mouvement ou d'une exploration maladroite et intempestive se détacher ou se fragmenter; il arrive dans le cœur droit et de là se trouve lancé dans l'artère pulmonaire où il va faire une embolie. Suivant son volume il oblitère un rameau plus ou moins important de l'artère, supprimant ainsi l'hématose dans un plus ou moins vaste territoire pulmonaire. Les grosses embolies se traduiront par une douleur violente, une dyspnée brusque et extrême suivie soit de syncope soit d'asphyxie rapide; les embolies plus petites produisent des infarctus pulmonaires simples ou suivis de broncho-pneumonie quand le caillot sera septique.

COMPLICATIONS TARDIVES. — *Troubles sensitifs.* — Ce sont des douleurs persistantes, des fourmillements, des élancements survenant à la suite de fatigues prolongées, soit même au repos, pendant la nuit surtout et plus parti_culièrement sous l'influence des variations de température et de l'état hygrométrique de l'air. Ces douleurs, à forme névralgique, sont dues à des névrites chroniques post-phlébitiques, soit que les nerfs aient participé à l'inflammation de la veine par propagation de voisinage, soit surtout que les petites veines des nerfs, les veina nervorum, aient elles aussi fait de la phlébite, soit enfin, comme l'a dit Klippel en 1889, que le nerf ait subi des altérations dues à la compression et au séjour de ses éléments dans le liquide de l'œdème.

Troubles vasculaires. — On a de l'œdème chronique avec infiltration éléphantiasique du membre si une veine importante reste définitivement et complètement obstruée par le tissu cicatriciel. Des varices peuvent aussi subsister, consécutives aux dilatations des veines superficielles, en amont de l'obstacle, nécessitées pour suffire à la circulation du sang.

Troubles trophiques. — Le plus fréquent est l'atrophie musculaire qui est généralement due à une immobilisation trop prolongée ; nous devons enfin citer le pied bot phlébitique et les raideurs articulaires.

CHAPITRE IV

DIAGNOSTIC — PRONOSTIC

DIAGNOSTIC

Le diagnostic de la *phlegmatia alba dolens* survenant à la suite de la dothiénentérie est facile. Cependant, dès le début, surtout si celui-ci est bruyant, l'esprit du médecin peut être tout d'abord dérouté : à ce moment-là, en effet, il est toujours prêt à songer à une rechute ; il devra alors porter ses investigations du côté de l'abdomen, et s'il ne le trouve pas plus douloureux que d'habitude, s'il n'aperçoit pas de nouvelles taches rosées lenticulaires, si le malade n'accuse pas de la diarrhée, il écartera l'idée d'une rechute. Il pourra penser à l'apparition possible d'une phlébite qui sera bientôt confirmée par la douleur et le gonflement d'un des membres inférieurs.

Dans certains cas, comme dans l'observation de Cazauvieilh, le début se faisant par poussées fébriles à intervalles réguliers, on avait pensé à la possibilité d'accidents paludéens ; mais il faut alors remarquer si dans l'intervalle des accès il y a une période d'apyrexie bien franche et complète ; on regardera aussi si la rate est augmentée de volume.

À la période d'état la confusion n'est plus possible : la douleur diffuse dans un membre, l'œdème avec ses trois caractères spéciaux d'être blanc, dur et douloureux, et enfin la perception de ce cordon dur et très sensible formé par la veine thrombosée, sont les trois symptômes fondamentaux sur lesquels on basera un diagnostic qui ne permettra aucune erreur.

Pronostic

Il résulte de tout ce que nous avons dit dans les chapitres précédents sur la physionomie et l'évolution habituelle de cette complication de la fièvre typhoïde, que le pronostic est ordinairement favorable. Mais, notre tranquillité ne devra pas être absolue; nous serons prévenus des accidents irréparables; embolie, pyohémie, gangrène, qui peuvent survenir, et nous ferons notre possible pour les éviter. Il faudra en outre émettre quelques réserves au sujet des fonctions ultérieures du membre malade. Celles-ci peuvent en effet être plus ou moins compromises, comme nous l'avons déjà vu, et il importe d'en tenir compte si l'on est appelé à formuler un pronostic d'ensemble sur la terminaison probable d'une phlébite évoluant pendant la convalescence d'une fièvre typhoïde.

CHAPITRE V

TRAITEMENT

Le traitement de la phlegmatia, tel qu'on le comprend aujourd'hui, depuis les travaux de Hirtz, Vaquez, Ludwig, Anders Wirde, directeur de l'Institut orthopédique de Stockolm, Dagron et Croixmarie qui ont fait si heureusement appel à la mobilisation précoce et au massage, est bien différent de celui qu'on appliquait il y a quelques années. Pendant longtemps, il a consisté presque exclusivement dans l'immobilisation absolue du membre malade, avec élévation légère de ce dernier, légère compression et douce expectation. Il y a à peine quelques années, en 1899, Muxart dans sa thèse se range encore à l'avis émis 2 ans auparavant par Morachini et rapporte ses propres paroles : « Les frictions et le massage doivent également être mis de côté. »

Ce traitement, ainsi entendu jusqu'ici, n'était peut-être pas bien dangereux ; mais il était un peu trop nul et cet abandon complet à la nature du soin d'opérer la guérison ressemble vraiment trop à une abdication pure et simple. Il est donc nécessaire d'instituer une thérapeutique plus active, par contre plus efficace et plus rapide, et cela dans l'intérêt du malade qu'il importe de sortir le plus tôt possible de son lit où il voit peu à peu fondre ses muscles,

ses articulations se raidir, en un mot ses forces l'abandonner de jour en jour.

Pour être complet, nous devrons dans notre exposé
envisager un traitement préventif et un traitement curatif:
ce dernier comprendra deux périodes : une période de
début ou période d'immobilisation absolue et une deuxième
période dans laquelle on fera avantageusement intervenir
le massage et la mobilisation précoce.

Prophylaxie. — De l'étude de la pathogénie, il résulte
que la formule prophylactique devra être: fermons par
tous les moyens possibles les portes ouvertes accidentel-
lement aux infections secondaires.

On pansera avec soin les escarres, les plaies, les abcès,
les furoncles auxquels est si facilement sujet le typhique ;
les bains dans lesquels on le plonge seront rendus asepti-
ques par l'addition de lysol ou de sublimé, en cas que la
peau ne soit le siège d'érosions et d'écorchures parfois
imperceptibles mais si fréquentes chez le malade qui garde
le lit depuis longtemps. Enfin on pourra faire de l'antiseptie buccale à l'aide de gargarismes appropriés (thymol,
eau oxygénée) et de l'antiseptie intestinale soit à l'aide de
benzo-naphtol ou d'acide lactique mais surtout par les
grands lavages quotidiens ou biquotidiens de l'intestin au
moyen d'un litre d'eau bouillie.

Traitement curatif. — L'histoire clinique de la maladie
sera notre guide: la période de début de la phlegmatia
est franchement inflammatoire ; deux symptômes la domi-
nent qui la caractérisent: la fièvre et la douleur, signes
qui indiquent la réaction de l'organisme en présence
d'une infection localisée. A ce moment-là, les agents
pathogènes sont sur l'endoveine et y déterminent des

lésions que nous connaissons bien ; le caillot commence à s'organiser mais il n'est pas encore adhérent à la paroi. Les indications qui vont découler de cet état sont faciles à saisir : Il s'agit avant tout d'éviter l'extension de l'infection et des lésions qui à cette période de début sont circonscrites ; il faut encore favoriser l'organisation définitive et l'adhérence du thrombus veineux, en un mot prévenir l'embolie si facile et si fréquente à cette phase de la maladie ; enfin, indication tout à fait secondaire, il sera utile de calmer la douleur si elle est trop vive.

Les premières indications qui sont capitales, nous les remplirons de la façon suivante : il suffira d'immobiliser d'une façon complète et absolue le membre malade et de s'abstenir de toute manœuvre ; certains auteurs croient nécessaire d'immobiliser les deux côtés ; en raison des nombreuses anastomoses intra-pelviennes ils pensent que la circulation activée d'un côté aura un retentissement du côté opposé.

Quoi qu'il en soit, le membre sera enveloppé dans une gouttière matelassée d'ouate, dans une gouttière de Bonnet en cas de phlébite double ; le malade lui-même restera dans le décubitus dorsal et ne fera aucun mouvement ; s'il respire bien on peut lui mettre la tête basse et les pieds légèrement élevés pour permettre à la circulation veineuse de s'effectuer avec plus de facilité. On lui défendra de s'asseoir sur le lit car le danger de l'embolie provient surtout de la flexion de la cuisse sur le tronc, ce mouvement ayant pour résultat la distension veineuse qui est la cause de la destruction des adhérences du caillot à la paroi.

La compression qui paraît devoir limiter l'apparition de l'œdème nous paraît plutôt dangereuse ; elle s'oppose en effet à la circulation collatérale et en cas d'oblitération complète d'un gros tronc veineux peut favoriser l'apparition de plaques de gangrène.

Ce repos calme en général les douleurs ; néanmoins, si elles persistent, on peut avoir recours, comme le recommande Pinard, soit à des compresses imbibées d'une solution saturée de chlorhydrate d'ammoniaque ou d'eau blanche, soit à des onctions faites avec l'onguent napolitain belladoné ou avec la pommade suivante :

> Ichtyol   3 gr.
> Vaseline   30 gr.

Pendant combien de temps doit-on prolonger cette immobilisation ?

La question se réduit à celle-ci : quelle est la durée nécessaire à l'organisation inflammatoire du caillot et de ses adhérences, durée dite de la période dangereuse? Il résulte des recherches de Cornil et de Vaquez qu'elle est d'une semaine environ ; après sept ou huit jours, la fièvre tombe définitivement pour ne reparaître que s'il vient à se produire une nouvelle poussée de phlébite; la douleur disparaît. Le thermomètre et les phénomènes douloureux accusés par le malade seront les seuls guides sûrs sur lesquels nous nous baserons pour établir notre traitement vraiment actif. Hannequin l'a très bien dit : « Qu'il y ait une ou plusieurs poussées et quel que soit le nombre de ces dernières, il est de règle absolue pour la direction ultérieure du traitement de compter les jours à partir de la dernière élévation thermique. » Il est d'avis aussi qu'il faut s'abstenir de toute manœuvre pendant les vingt jours qui suivent la période fébrile; « dès le vingt et unième jour de la période apyrétique, les symptômes de la phlébite étant franchement en décroissance on peut hardiment commencer la mobilisation et l'effleurage ». L'auteur reconnaît cependant que ce délai est trop long.

Vaquez et Dagron et à leur suite Croixmarie pensent au contraire que tout phlébitique est susceptible d'être mobilisé sans crainte s'il ne présente aucun état général ni aucune température anormale depuis une huitaine de jours. C'est là en effet le temps nécessaire à l'évolution du caillot et à la formation des adhérences avec la paroi : le danger venant surtout d'une poussée secondaire de phlébite récidivante, si on laisse passer huit jours d'apyrexie franche, toute chance d'embolie a complètement disparu.

A ce moment-là le malade se présente à nous sous l'aspect suivant : la fièvre et la douleur sont nulles ; une veine plus ou moins importante de l'un de ses membres inférieurs est oblitérée ; la circulation collatérale est défectueuse, le membre est augmenté de volume et l'œdème est plus ou moins considérable. Il existe encore quelques points douloureux à la pression qu'il faudra éviter dès les premiers jours. L'immobilisation, nécessitée par la période du début, menace le malade si elle est prolongée d'atrophie musculaire et de raideurs articulaires. Tous ces symptômes et ces accidents seront très avantageusement combattus ou prévenus par la mobilisation précoce et par le massage méthodiquement et prudemment appliqués. Qu'entendons-nous par mobilisation précoce ?

« Qui dit mobilisation précoce, écrit Croixmarie, ne dit pas mobilisation dès le début de la phlébite : cela veut dire que les mouvements provoqués que nous conseillons sont faits à une époque de beaucoup antérieure où se faisaient et se font encore dans l'ancienne méthode les mouvements permis. »

D'ailleurs Hirtz a définitivement condamné « ces tentatives audacieuses du morcellement du caillot dès le début de la phlébite. C'est de la haute école, dit-il, que je ne vous engage pas à essayer ».

Nous avons indiqué les conditions et le moment de notre intervention : voyons maintenant comme nous allons comprendre la mobilisation et le massage.

On se bornera dès les premiers jours à provoquer des mouvements dans les articulations les plus éloignées de la base du membre, c'est-à-dire de la thrombose ; on commencera par celles du pied et du cou-de-pied : ces mouvements seront normaux : flexion et extension, abduction, adduction et circumduction au niveau de chaque orteil sur son métatarsien. Ils seront passifs d'abord, actifs ensuite mais toujours doux, légers, gradués, méthodiques, prudents et limités par la douleur. On fera exécuter ensuite tous les mouvements du tarse puis de l'articulation tibio-tarsienne : flexion et extension du pied, latéralité par abduction et adduction. Un peu plus tard on imprimera à l'articulation du genou des mouvements de flexion et d'extension en évitant avec le plus grand soin de fléchir la cuisse sur le bassin, gymnastique dangereuse qu'il faut éviter jusqu'à la fin du traitement si l'on veut se mettre à l'abri de tout tiraillement des veines iliaques et fémorales. Ce sont là les articulations les plus menacées d'ankylose ou les plus ankylosées et il importe surtout de les mobiliser. L'articulation de la hanche est presque toujours indemne : on peut cependant commencer à lui faire subir quelques légers mouvements de rotation et de latéralité. On permettra bientôt quelques mouvements de latéralité du tronc et on commencera à relever la tête du malade : on le redressera graduellement de façon à le faire asseoir sur son lit vers la fin de la troisième semaine de la période apyrétique : on fera alors exécuter à la cuisse des mouvements de flexion sur le bassin.

Il est bon à ce moment-là de faire ce que Dagron appelle la rééducation des veines; elle a pour but d'habituer les parois veineuses à la pression sanguine; pour cela on laisse pendre les jambes du malade en dehors du lit pendant un quart d'heure, puis demi-heure et ainsi de suite; les jambes se congestionnent, bleuissent et s'œdématient dès les premiers jours; mais peu à peu les veines reprennent leurs tonicité, et cela grâce à cet exercice combiné au massage. Vers la quatrième semaine le malade peut commencer à se lever et à marcher; la circulation du membre est en général très suffisante.

Le massage se bornera au début à des frôlements légers et très doux au niveau des zones musculaires exclusivement; il faut éviter avec le plus grand soin la région des vaisseaux : saphène externe et interne, creux poplité, canal de Hunter, gouttière fémorale et triangle de Scarpa. L'opérateur devra donc être un masseur habile doublé d'un anatomiste expérimenté.

Ce qu'on fera au début dès les premières séances, ce sera donc, suivant l'expression de Hannequin, « de l'effleurage sans pression et à main morte ».

Plus tard on passera à des pressions douces encore, mais on appuyera légèrement la main pour vider de leur contenu les veines collatérales dilatées et pour faciliter la résorption de l'œdème épanché dans le tissu cellulaire sous-cutané.

On peut ainsi, grâce à cette méthode, arriver à corriger assez rapidement les raideurs articulaires, les atrophies et les troubles circulatoires engendrés par l'inflammation veineuse, l'oblitération vasculaire et la longue immobilisation du membre. L'œdème disparaît plus facilement, les veines superficielles ne se laissant pas distendre par le séjour du sang dans leur intérieur, nous éviterons la formation de varices et enfin l'effleurage aura pour effet de calmer les douleurs névralgiques légères, la phlébalgie.

Ce traitement est facile à appliquer, agréable à observer pour le malade et capable de hâter la guérison ou de prévenir les reliquats post-phlébitiques. Malheureusement chez les convalescents de fièvre typhoïde grave, il arrive souvent que la phlegmatia évolue par poussées multiples et successives ; d'autres fois la déchéance du malade ne permet qu'une réaction fébrile faible ou même il n'y aura pas de réaction du tout et alors rien ne pourra nous guider sur le moment le plus favorable où nous pourrons intervenir sans danger. Dans ces cas-là, notre intervention sera plus ou moins retardée sinon contre-indiquée.

Nous ne pouvons terminer ce chapitre sur le traitement de la *phlegmatia alba dolens* des typhiques sans dire quelques mots d'une très intéressante communication faite le 28 juillet 1903 par Chantemesse à l'Académie de médecine; pour lui la *phlegmatia alba dolens* des typhiques est le résultat de l'intoxication d'un membre par le chlorure de sodium, l'oblitération d'une veine ne joue que le rôle d'une cause prédisposante.

Partant de ces vues, il a soumis au régime hypochlorurique (viande et bouillon sans sel, eau lactosée, pain sans sel) six malades atteints de fièvre typhoïde et de *phlegmatia alba dolens* chez lesquels ce régime a produit des résultats d'une rapidité surprenante.

Nous regrettons de n'avoir pu expérimenter par nous-même ce régime sur le malade que nous avons observé parce que, dès que nous l'avons vu, son œdème avait très considérablement diminué ; nous estimons d'ailleurs que ce serait être trop prétentieux que vouloir tirer d'un seul

cas des conclusions ayant une rigueur scientifique suffisante ; nous laissons donc ce soin à d'autres observateurs
plus heureusement placés. Nous pouvons citer à ce propos
l'opinion d'Arnold sur la cure de déchloruration dans le
traitement de l'œdème des phlébites en général; elle a
donné, dit-il, très peu de satisfaction. (*Revue internationale de médecine et de chirurgie*, septembre 1901,
page 318.)

CHAPITRE VI

OBSERVATIONS

Etant donné le cadre restreint dans lequel nous nous sommes limité dès le début de ce travail, et le nombre assez considérable d'observations que nous avons pu recueillir chez les divers auteurs qui se sont occupés, d'une façon plus ou moins directe, de la question de la *phlegmatia alba dolens* dans la fièvre typhoïde, il nous est impossible de les reproduire toutes. Nous nous contenterons donc d'indiquer quelques sources où les chercheurs à venir pourront alimenter leur documentation. En adoptant l'ordre chronologique, nous allons signaler les auteurs que nous avons lus et que l'on retrouvera à l'index bibliographique.

1° Bouillaud	. . 1823	9° d'Albuquerque-Cavalcanti.	1883
2° Chomel. . . .	1837	10° Cazauvieilh . .	1884
3° Bouchut . . .	1845	11° Veillard . . .	1887
4° Trousseau . .	1848	12° Girode. . . .	1893
5° Bucquoy. . .	1863	13° Vincent. . . .	1895
6° Murchison. . .	1873	14° Morachini. . .	1897
7° Ilie	1877	15° Muxart . . .	1899
8° Troisier . . .	1880	16° Croixmarie . .	1902

Nous allons maintenant reproduire l'observation qui nous a donné l'occasion d'entreprendre ce travail ; nous reproduirons ensuite une observation empruntée à la thèse de Cazauvieilh, dont le début brusque nous a paru intéressant, parce qu'il avait donné un moment l'impression d'une rechute ou d'un accès de paludisme ; enfin, n'ayant pas trouvé d'observation de phlébite post-typhique, traitée par la mobilisation précoce et le massage, nous avons cru devoir rapporter un cas très instructif de Croixmarie ayant trait à une *phlegmatia alba dolens* de la puerpéralité très heureusement améliorée et guérie par cette méthode.

OBSERVATION PREMIÈRE

(Inédite. — Recueillie dans le service de M. le professeur Carrieu.)

J... Paul, cultivateur, entré à l'Hôpital Suburbain, le **7 mai 1904**, dans le service de M. le professeur Carrieu, salle Combal, n° 15. Il est âgé de 35 ans.

Ce malade se prétend mal en train depuis trois semaines environ ; il a eu des frissons presque quotidiens ; il se plaignait, en outre, de céphalée, de courbature et de douleur dans les membres ; ceci ne l'a cependant pas empêché de travailler jusqu'à il y a dix jours.

Il a eu hier, 6 mai, une épistaxis assez abondante ; le mal de tête s'est aggravé, l'appétit a disparu et il présente les divers symptômes d'une infection : diarrhée, vomissements, rachialgie, courbature générale, fièvre élevée. L'insomnie dure depuis une dizaine de jours et le malade accuse, en outre, une toux légère.

A l'examen on trouve la langue très rouge à la pointe et sur les bords, très saburrale au centre ; il y a un peu de tremblement labial. Le ventre est souple, peu douloureux à la pression : il présente une abondante éruption de taches rosées. La rate est légèrement augmentée de volume.

L'auscultation du thorax nous permet de révéler la présence de quelques râles sibilants à droite et en arrière à la base.

Au cœur, le premier bruit est légèrement assourdi et un peu soufflé.

Le pouls est à 76°. Il est mou, dépressible, dicrote. Température : 40°.

Antécédents héréditaires : ne donne aucun renseignement précis.

Antécédents personnels : c'est un ancien paludéen.

On porte sans hésiter le diagnostic de dothiénentérie et on commence les bains.

9 mai. — Le séro-diagnostic est fortement positif. L'éruption des taches rosées est plus abondante que jamais. La diarrhée persiste.

Le premier bruit est très soufflé ; il n'y a pas d'embryocardie.

Pouls : 80 ; température 39,3 le soir et 38,2 le matin.

11. — Le pouls est toujours à 80. La température à 38,5 le matin et 39,1 le soir ; les urines sont troubles. Injection d'éther et d'huile camphrée.

13. — Température : 38,6 le soir et 38 le matin ; pouls : 78. Caféine. L'éruption s'atténue.

14. — Température : 38,5 le soir et 37,2 le matin ; pouls : 66. La langue est meilleure et les taches pâlissent.

15. — Amélioration très sensible ; le thermomètre reste aux environs de 37.

16. — La température semble remonter un peu ; on a 37,6 le matin et 37,8 le soir.

Le malade se plaint d'une douleur dans la jambe

droite, douleur qui est spontanée et très exagérée par le mouvement. A l'inspection on constate une augmentation du volume du membre et un œdème assez considérable du cou-de-pied et de la cuisse. La pression est douloureuse et plus particulièrement sur le trajet de la saphène interne. Les mouvements sont impossibles, même les mouvements des orteils, nous dit le malade.

On pense à une phlébite : on suspend les bains et on immobilise le membre dans une gouttière ouatée en ayant soin de soulever légèrement le pied ; on met, en outre, un cerceau qui maintient les couvertures, le contact de ces dernières avec les orteils étant insupportable.

17. — Température : 37,3 le matin, 37,9 le soir.

Le gonflement du membre a augmenté d'une façon brusque et considérable; il est assez uniforme, tout en portant surtout sur la cuisse et le pied. L'œdème est assez dur, d'un blanc rosé.

20. — Le malade a un peu mieux dormi. Température : 37,9 le soir et 37 le matin. On donne de la quinine, on fait des applications de pommade à l'ichtyol.

23. — Rien d'anormal; il y a toujours un peu de fièvre.

28. — Les douleurs sont bien moins vives; l'apyrexie est à peu près complète. On supprime la quinine et on commence l'alimentation du malade.

1 juin. — La température oscille entre 37,5 et 36,5.

8. — La température est constamment au dessus de 37. Le membre a diminué de volume.

10. — Le malade accuse encore certaines douleurs et fourmillements qui retardent le massage et la mobilisation précoce.

15. — L'apyrexie étant complète et les douleurs ayant disparu complètement, on commence l'effleurage léger, surtout au niveau du pied et du cou-de-pied. On fait aussi

de la mobilisation douce et prudente dans les articulations de cette région.

On continue les jours suivants; le malade se trouve bien mieux depuis qu'on fait le traitement actif; il sent sa jambe moins engourdie.

1er juillet. — L'œdème et le gonflement ont complètement disparu; le malade exécute tous les mouvements possibles; il n'y a pas d'atrophie musculaire.

2 et 3. — Le malade s'est levé et, à l'aide d'une crosse et d'une canne, a pu faire deux ou trois fois le tour de la salle; s'il fatigue trop, il persiste le soir un peu d'œdème péri-malléolaire. On peut, dès ce moment, le considérer comme guéri.

4. — Le malade demande à sortir.

OBSERVATION II

(Empruntée à la thèse de Cazauvieilh.)

Z... (Mathilde) âgée de 18 ans, entre le 2 avril 1881 dans le service de M. Barth, hôpital Tenon, salle Magendie, lit n° 8.

Elle est au sixième jour d'une fièvre continue qui évolue sans incident notable et elle pouvait se considérer comme guérie, lorsque, au trente-unième jour après un septénaire d'apyrexie complète, elle est prise d'un frisson intense suivi d'une exaspération subite de la température qui monte à 40 degrés et s'y maintient pendant deux jours.

On ne trouve rien dans l'état des organes qui puisse expliquer cet accès de fièvre et d'ailleurs la température ne tarde pas à devenir normale.

Le 6 mai, quarantième jour de la maladie, nouveau frisson, nouvelle élévation thermométrique.

Le surlendemain les mêmes phénomènes se reproduisent avec une intensité plus grande encore, puisque la température du matin était 41,4, celle du soir 41,8. Étions-nous en présence d'une rechute, ou d'un accès de fièvre intermittente ? L'indolence du ventre, l'absence de diarrhée et de taches, fit abandonner la première hypothèse. La seconde était possible, étant donnée l'allure à type tierce de l'accès. Mais l'apyrexie n'avait point été complète dans le jour intercalaire. La malade était depuis peu en France et venait directement des hauts plateaux de la Suisse, où les affections paludiques sont à peu près inconnues.

De plus la malade se plaignait d'une douleur peu intense il est vrai, occupant la région interne de la cuisse gauche.

L'inspection du membre inférieur fit constater un œdème mou, occupant le pied et la jambe, peu douloureux au toucher, sauf à la région poplitée et inguinale, où l'on sentait un cordon dur formé par la veine fémorale, l'artère battant à côté de la veine.

Le 10, le frisson se répète, la température reste élevée malgré la médication par le sulfate de quinine à la dose de 1 gramme. Ce membre gauche est notablement plus volumineux que le droit, l'œdème reste toujours limité au pied et à la jambe, la peau a conservé sa coloration normale, elle est sèche au toucher et atteinte de desquamation épidermique.

La température descend jusqu'à atteindre la normale le 14. Mais le soir, nouveau frisson et élévation thermique atteignant 40°5. Sulfate de quinine à la dose de 1 gr. 50 pendant deux jours.

A partir de ce moment, les phénomènes généraux ces-

4

sent de se montrer, seul l'œdème douloureux persiste. Néanmoins on ne sent plus le cordon de la veine fémorale, la circulation collatérale qui s'était établie entre les veines de la cuisse et celles de l'abdomen s'effacent peu à peu et le gonflement se localise au pied et à la partie inférieure de la jambe. Lorsque la malade réclame de sortir le 8 juin, elle peut marcher sans trop de douleur, mais l'œdème du pied apparaît le soir sous l'influence de la fatigue.

OBSERVATION III

Tirée de la thèse de Croixmarie. Phlébite puerpérale à début pulmonaire Mobilisation précoce et massage. Guérison.

Mme W..., tripare, bonne santé habituelle, grossesses antérieures normales. Accouche au mois d'août dernier d'une fille pesant environ trois kilos; aucune particularité de la grossesse ou du travail. Les suites de couches paraissent régulières jusqu'au neuvième jour où la malade est prise de frissons et présente, dès la première fois que la température fut prise, une hyperthermie égale à 38°5. Le lendemain, douleurs dans le côté gauche s'exaspérant par la respiration. A l'auscultation, râles de congestion à la base gauche qui cèdent du reste à l'application d'un cataplasme sinapisé. Le troisième jour, les accidents de ce côté avaient disparu; la température était redevenue normale, lorsque brusquement elle remonta à 39°. Cette élévation coïncidait cette fois avec un point de côté beaucoup plus violent siégeant du côté droit et remontant jusqu'au niveau de l'épaule. Cette douleur est assez intense pour troubler le rythme des mouvements respiratoires. A l'auscultation, des signes de congestion pulmonaire plus accentués que ne l'avaient été ceux de l'autre côté; ainsi qu'une température qui variait entre 38°5 et 39°5, rendirent l'état momentanément inquiétant jusqu'au jour où des signes de raideur ou de fourmillements apparurent et se firent sentir dans le membre inférieur gauche. Ces signes furent bientôt suivis des signes nets et précis de la phlébite. En même temps que celle-ci faisait son évolution, les accidents pulmonaires diminuaient et onze jours après avaient complètement disparu. La phlébite seule persistait. Elle fut soignée pendant huit jours par l'immobilisation la plus complète et l'enveloppement du membre dans la ouate, après application des compresses imbibées de solution saturée de chlorhydrate d'ammoniaque. Mais ce topique irritant la peau, on le remplaça par la poudre d'amidon simple. La douleur disparut peu à peu, mais le gonflement persistant, l'immobilisation complète fut le seul traitement proscrit.

C'est alors que le docteur G... fut chargé par son confrère traitant de prendre la suite des visites. Imbu des théories nouvelles de la mobilisation précoce, il s'assure que la température ainsi que la douleur avaient disparu et commença de suite à faire exécuter au membre malade, d'abord des mouvements passifs, c'est-à-dire des mouvements dans lesquels l'effort fait par le malade était nul, puis au bout de six jours des mouvements actifs dans lesquels le malade exécutait des mouvements analogues à ceux d'une personne à bicyclette. À chaque séance, au début, la malade éprouvait de la raideur articulaire, mais au bout de cinq minutes environ, les mouvements étaient devenus si souples et si faciles, qu'il lui semblait, disait-elle, « qu'on avait mis de l'huile dans ses jointures ». Au bout de neuf jours la malade peut se lever, marcher dans son appartement et bien qu'il persiste encore aujourd'hui (32ᵐᵉ jour depuis le début de cette phlébite) de l'œdème malléolaire, la malade sort et vaque à ses occupations.

CONCLUSIONS

La *phlegmatia alba dolens* est encore une complication relativement assez fréquente de la fièvre typhoïde et principalement de la convalescence.

Elle est le résultat d'une infection secondaire atténuée ; parmi les agents pathogènes qui la provoquent, le staphylocoque paraît être le plus habituel.

L'affaiblissement du malade à la fin de la dothiénentérie, les altérations du sang, le ralentissement de la circulation dans le système veineux sont les circonstances adjuvantes les plus communes.

L'évolution est en général bénigne ; elle peut cependant donner lieu à des accidents irréparables (embolie, pyohémie, gangrène) ou bien laisser des reliquats qui seront une source d'ennuis pour le malade (œdème chronique, atrophies, varices, ankyloses, névrites post-phlébitiques).

Cette évolution sera écourtée et les accidents seront en grande partie évités par le traitement rationnel et méthodique que nous préconisons à la suite de Vaquez, Dagron, Hirtz et Croixmarie.

Ce traitement comprend deux périodes :

La 1ʳᵉ période caractérisée par l'immobilisation absolue.

La 2° par la mobilisation et l'effleurage combinés.

Cette dernière peut quelquefois se voir retardée ou contre-indiquée lorsque l'évolution de la phlébite se fait par poussées successives ou bien lorsqu'elle a lieu sans phénomènes généraux réactionnels bien nets.

INDEX BIBLIOGRAPHIQUE

ARNAUD. — Gangrène du membre inférieur gauche au cours d'une fièvre typhoïde; thrombose de l'artère et de la veine fémorale. Marseille médical, 1902.

ASTHOW. — Fièvre typhoïde; thrombose crurale bilatérale. Med. New., 20 mars 1897.

AUMONT. — Etude clinique de la pathogénie des phlébites infectieuses. Thèse de Bordeaux, 1895-1896.

ARNOLD. — Comment on doit traiter une phlébite. Revue internationale de médecine et de chirurgie, 25 septembre 1904, page 317.

BOUCHUT. — Mémoire sur la phlegmatia alba dolens. Gazette médicale de Paris, 1844, pages 249 et 297.

— — Mémoire sur la coagulation du sang veineux dans les cachexies et les maladies chroniques. Gazette médicale, 1845, page 241.

BOUILLAUD. — De l'oblitération des veines et de son influence sur la formation des hydropisies partielles; considérations sur les hydropisies passives en général. Archives générales de médecine, II, 1823, page 188; 2ᵉ mémoire id. IV, 1824, page 04.

BESSIÈRE. — Etude de quelques cas de fièvre typhoïde anormale ou compliquée. Thèse de Paris, 1899.

BUCQUOY. — Thèse d'agrégation, 1863.

BRUN. — Thèse de Paris, 1884.

CHANTEMESSE. — Bulletin de l'Académie de médecine, 28 juillet 1903.

CENSIER. — Quelques réflexions sur la pathogénie des phlébites. Revue de médecine, 1902.

CAZAUVIEILH. — Thèse de Paris, 1883-1884.

CHOMEL. — Leçons de clinique médicale, 1837, tome I, page 53.

CENSIER. — Traitement de la phlébite. France médicale, mai 1895.

CROIXMARIE. — Contribution à l'étude des phlébites; leur traitement par la mobilisation précoce. Thèse de Paris, 1901-1902.

D'ALBUQUERQUE-CAVALCANTI. — Thèse de Paris, 1883.

DA-COSTA. — Un cas de phlébite et de périostite suivie de fièvre typhoïde. Journal Americ. Med. Assoc., décembre 1890.

DESCAZALS. — Des thrombo-phlébites des sinus de la dure-mère, Paris, 1899,

DAGRON. — Le traitement des phlébites. Société de Kinésithérapie. Paris, 1902.

DEHU. — Etude sur le rôle du bacille d'Eberth dans les complications de la fièvre typhoïde. Paris, 1893.

DELESTAN. — Contribution à l'étude de la pathogénie des gangrènes typhiques et de leur traitement. Lyon, 1901-1902.

DUMONTPALLIER. — Gazette des Hôpitaux, 1877.

DÉVÈZE. — Observations cliniques de fièvre typhoïde. Montpellier, 1901.

DOMEC. — Etude clinique de la fièvre typhoïde. Montpellier, 1871.

FOSTER. — Fièvre typhoïde. Thrombose des deux veines fémorales, abcès du poumon et de la rate. Brit. med. J., mai 1895,

FAVRE. — Quelques considérations sur la pathogénie des phlébites et en particulier de la phlegmatia alba dolens. Paris, 1901.

GIRODE. — Fièvre typhoïde ; thrombose des deux iliaques ; thrombose méningo-cérébrale. Société anatomique de Paris, 1892, p. 621.

HAUSHALTER. — Revue médicale de l'Est, n° 17, 1893.

HIE. — Thèse de Paris, 1877.

HUTINEL. — Etude sur la convalescence et les rechutes de la fièvre typhoïde. Thèse d'agrégation, 1883.

HANNEQUIN. — Conduite à tenir dans les phlébites. Traitement de la phlébalgie. Effleurage des veines. Presse médicale, 1903.

— La mobilisation dans les suites de phlébite. Normandie médicale, 1905.

HUGUENIN. — Les phlébites. Concours médical. Paris, 1902,

HARDY. — Recherches sur les concrétions sanguines formées dans le cœur et les gros vaisseaux. Thèse d'agrégation, 1838.

KLIPPEL. — Des altérations des nerfs périphériques dans les œdèmes chroniques, la phlegmatia alba dolens et l'œdème expérimental. Archives générales de médecine, juillet et août 1889, page 5 et 186.

LANCEREAUX. — Traité d'anatomie pathologique, tome I, page 604,

LABASTE. — Complication de la convalescence de la fièvre typhoïde. Lyon, 1892.

LANNOIS. — Pyléphlébite et accès du foie consécutif à la fièvre typhoïde. Revue de médecine, novembre 1895.

LÉPINE ET LYONNET. — Phlébite oblitérante consécutive aux injections intra-veineuses de toxine typhique. Lyon médical, août 1897.

LACOMBE. — Contribution à l'étude clinique de la localisation angio-cardiaque de la fièvre typhoïde. Paris, 1890.

MORACHINI. — Thèse de Montpellier 1897.

MURCHISON. — La fièvre typhoïde, 1873.

MEHEUX. — Des récidives des phlébites. Thèse de Paris, 1892

MARCHAIS. — Du massage et de la mobilisation dans les phlébites. Presse médicale, 1902.

MUXART. — Thèse de Montpellier, 1890.

PÉAN. — Phlébite de la saphène interne et de la veine fémorale consécutive à une fièvre typhoïde. Résolution. Leçons de clinique chirurgicale. Paris, 1888.

RENAUT. — De la phlegmatia alba dolens. Revue de médecine, 1880.

RICHARDSON. — Thrombose marastique des veines intra-crâniennes dans la fièvre typhoïde. J. of. New. Dis., juillet 1897.

RENOU. — Complication rare de la fièvre typhoïde. Paris, 1901-1902.

SUBERTH. — Gangrènes typhiques. Paris, 1899.

SAJOT. — Contribution à l'étude de la phlébite des veines saphènes et de leurs branches. Paris, 1902-1903.

TROUSSEAU. — Cliniques médicales.

TROISIER. — Thèse d'agrégation, 1880.

VEILLARD. — Thèse de Paris, 1884.

VAQUEZ. — Pathogénie des thromboses. Thèse de Paris, 1890.
— Traitement des phlébites des membres. Mercredi médical, mars 1895.
— Phlébite des membres. Cliniques médicales de la Charité, 1894, p. 751.

VINCENT. — Bactériologie des phlébites dans la fièvre typhoïde.
— Communication au Congrès de Bordeaux. Semaine médicale, août 1895.

WIDAL. — Étude sur l'infection puerpérale, la phlegmatia alba dolens et l'érysipèle. Thèse de Paris, 1889.

VIRCHOW. — Handbuch der spec. Path. und Therapie. Erlangen, 1854. Gesammelte Abhandlung zur Wissensch-Medicin. Frankfurt, 1856.

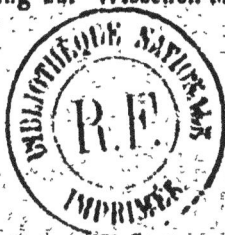

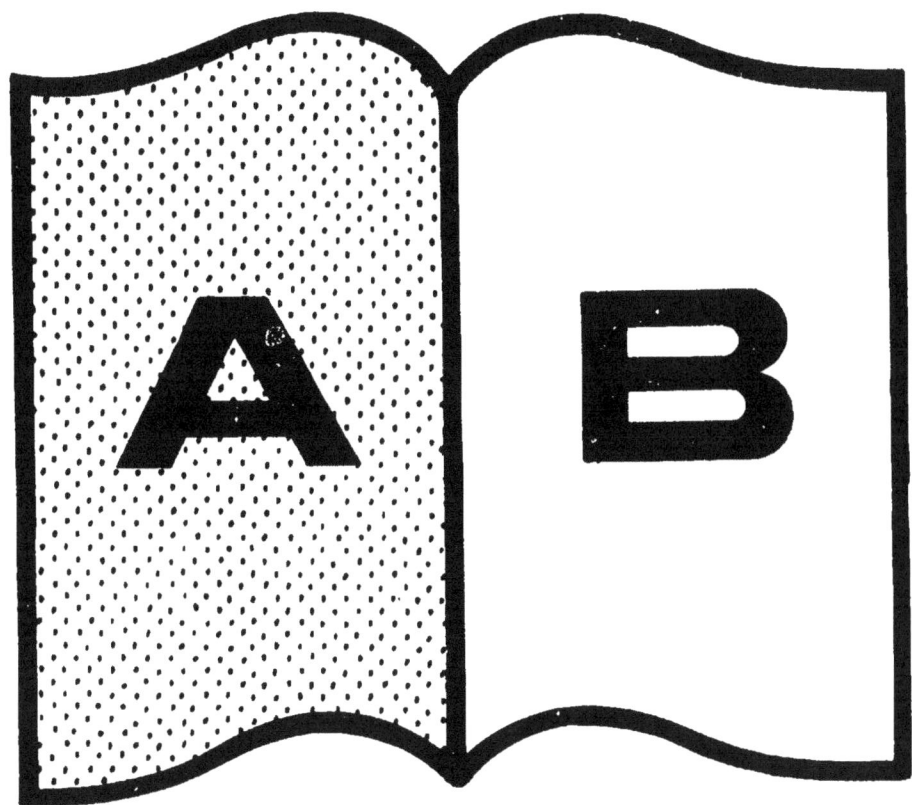

Contraste insuffisant

NF Z 43-120-14

www.ingramcontent.com/pod-product-compliance
Lightning Source LLC
Chambersburg PA
CBHW050533210326
41520CB00012B/2556